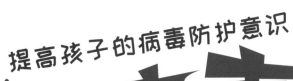

病毒防护我能行

提高孩子的病毒防护意识

# 超级病毒大作战

刘宝恒 编著

U0299011

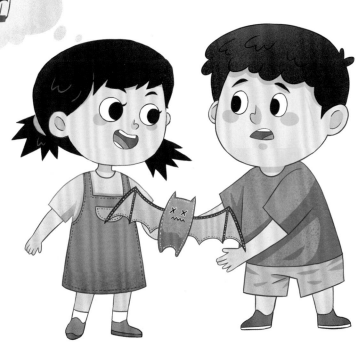

浙江摄影出版社
全国百佳图书出版单位

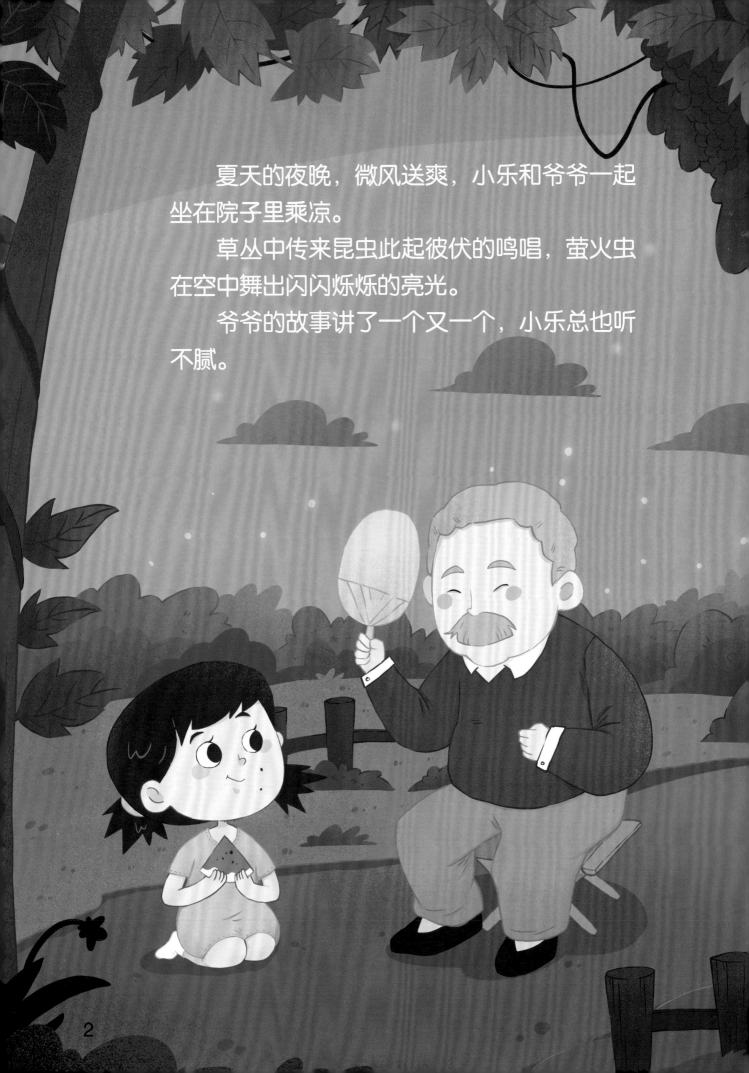

夏天的夜晚，微风送爽，小乐和爷爷一起坐在院子里乘凉。

草丛中传来昆虫此起彼伏的鸣唱，萤火虫在空中舞出闪闪烁烁的亮光。

爷爷的故事讲了一个又一个，小乐总也听不腻。

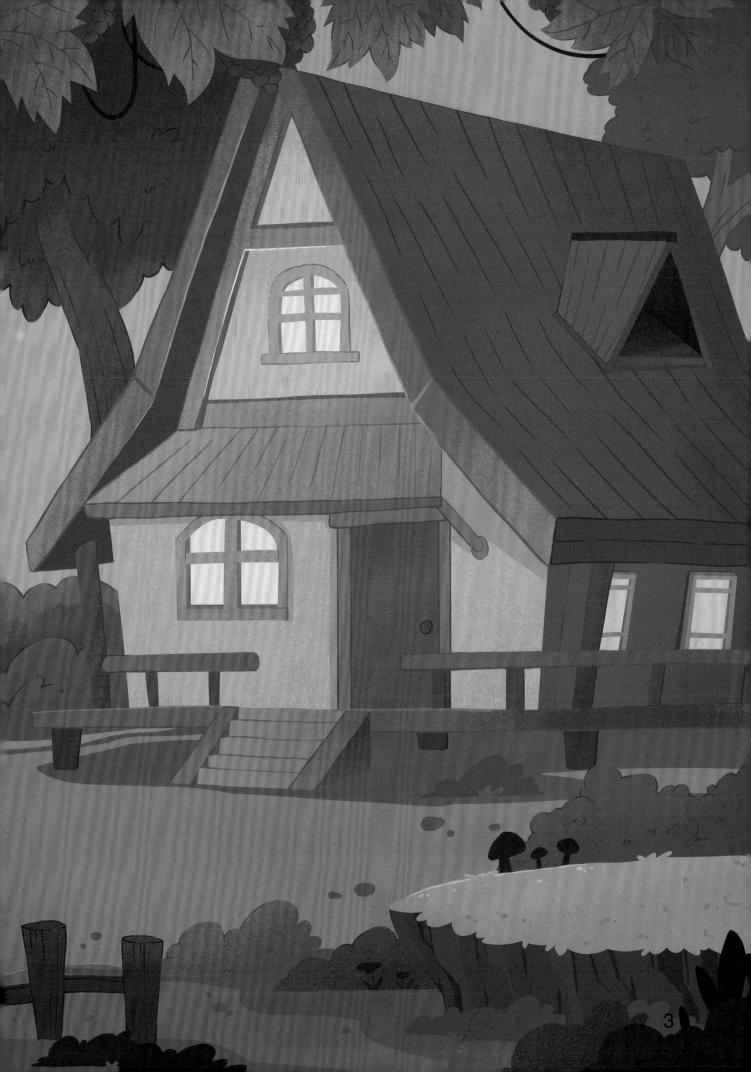

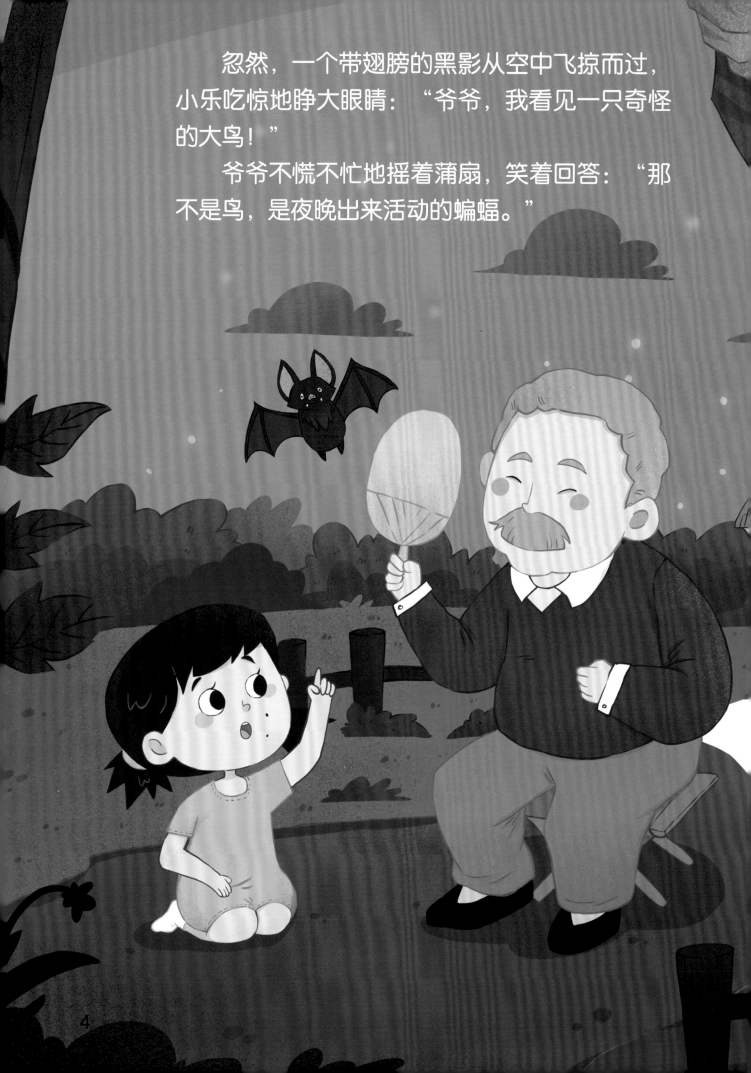

忽然，一个带翅膀的黑影从空中飞掠而过，小乐吃惊地睁大眼睛："爷爷，我看见一只奇怪的大鸟！"

爷爷不慌不忙地摇着蒲扇，笑着回答："那不是鸟，是夜晚出来活动的蝙蝠。"

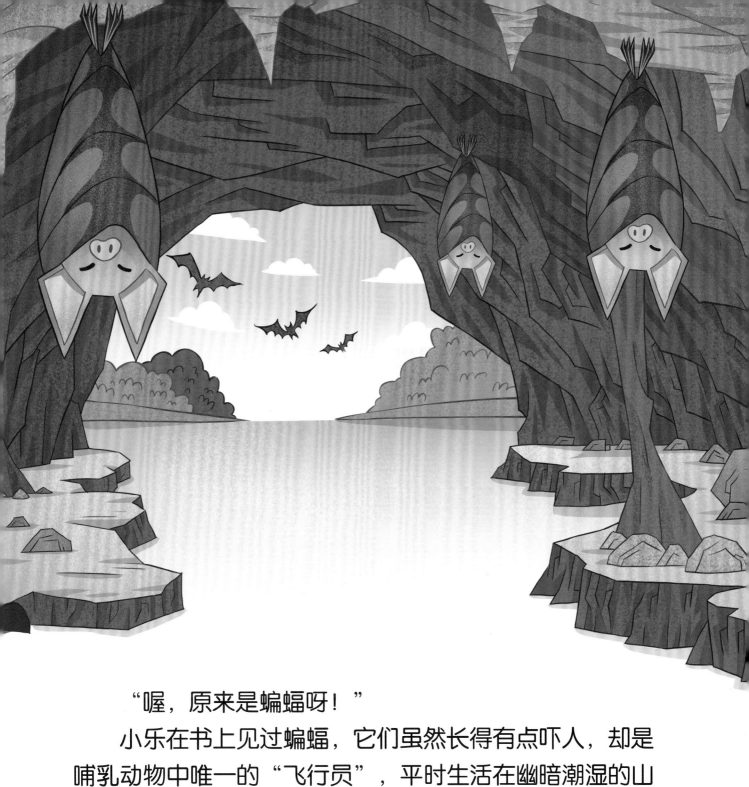

"喔，原来是蝙蝠呀！"

小乐在书上见过蝙蝠，它们虽然长得有点吓人，却是
哺乳动物中唯一的"飞行员"，平时生活在幽暗潮湿的山
洞里，白天睡大觉，晚上才出来觅食、玩耍。

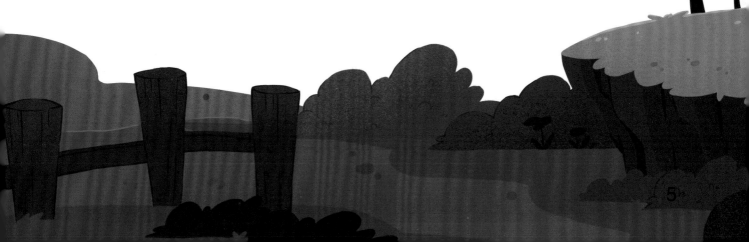

蝙蝠的视力很差，听觉却非常发达，还能发出一种人类听不见的"超声波"，并利用"超声波"的"回声定位"来探路——当"超声波"遇到障碍物时，被反射回蝙蝠的耳朵里，它就会及时改变飞行方向。

即便是在伸手不见五指的黑暗中，蝙蝠也能避开各种障碍物，畅通无阻地飞行。

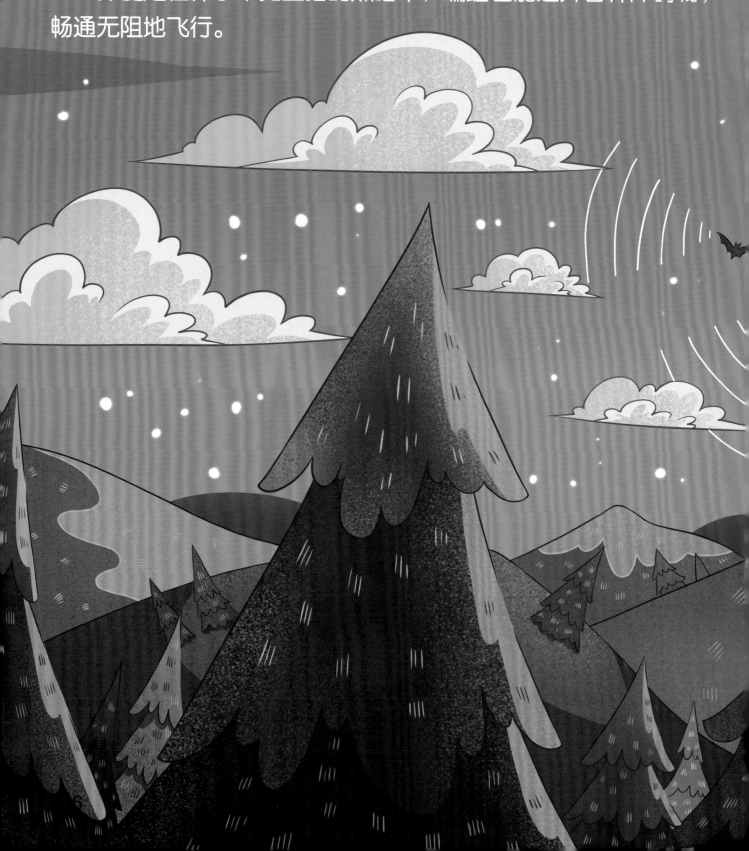

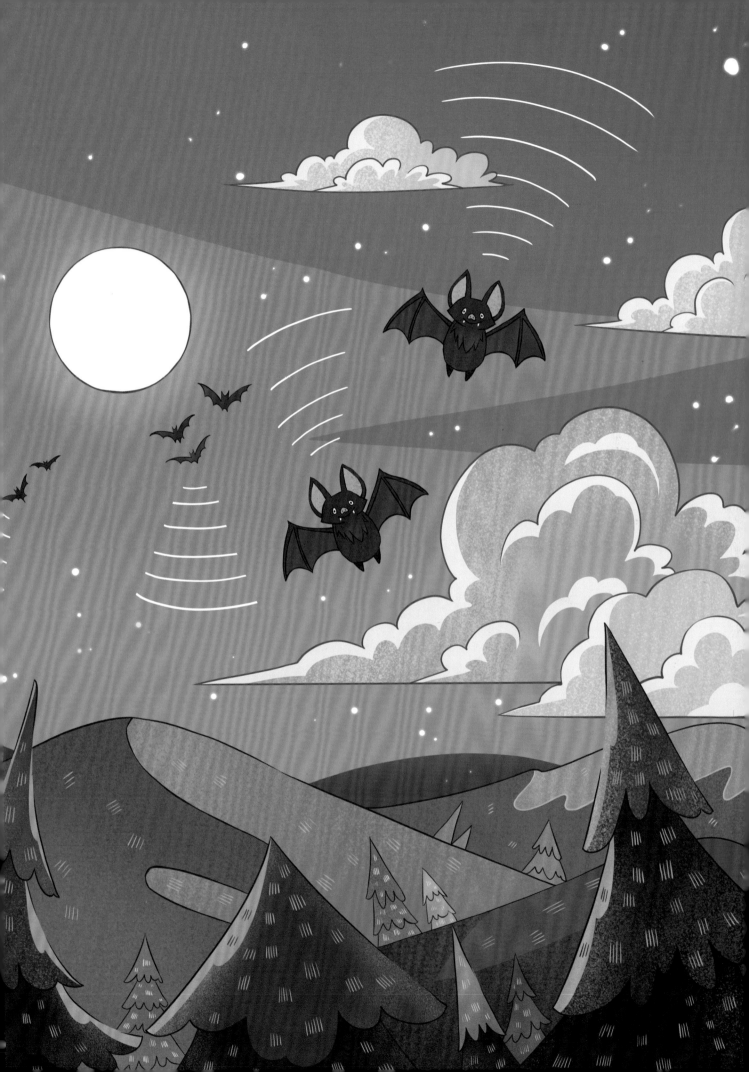

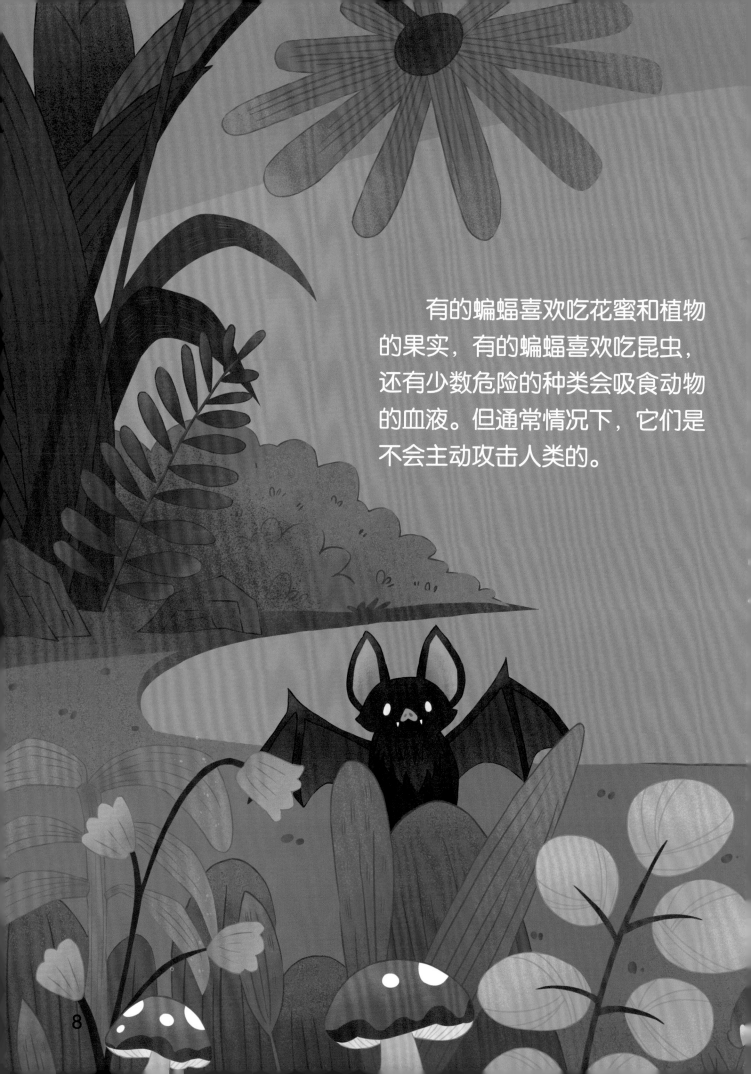

有的蝙蝠喜欢吃花蜜和植物的果实，有的蝙蝠喜欢吃昆虫，还有少数危险的种类会吸食动物的血液。但通常情况下，它们是不会主动攻击人类的。

"蝙蝠能像小鸟一样养在笼子里吗？"小乐好奇地问。

"不行不行，蝙蝠是野生动物，不是宠物。"爷爷连连摇头，"而且它们身上可能携带对人类来说非常危险的病毒，所以千万不要去招惹！"

为了能够让小乐更好地理解，爷爷特意举了一个例子……

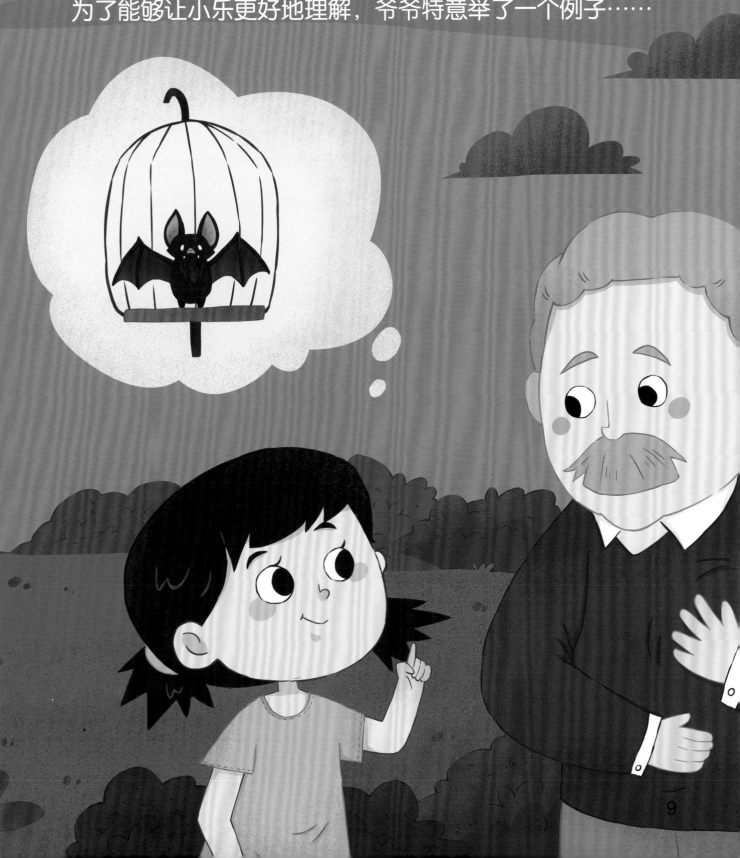

1976 年，一种不知名的病毒在非洲的埃博拉河地区迅速传播，夺去了许多人的生命。

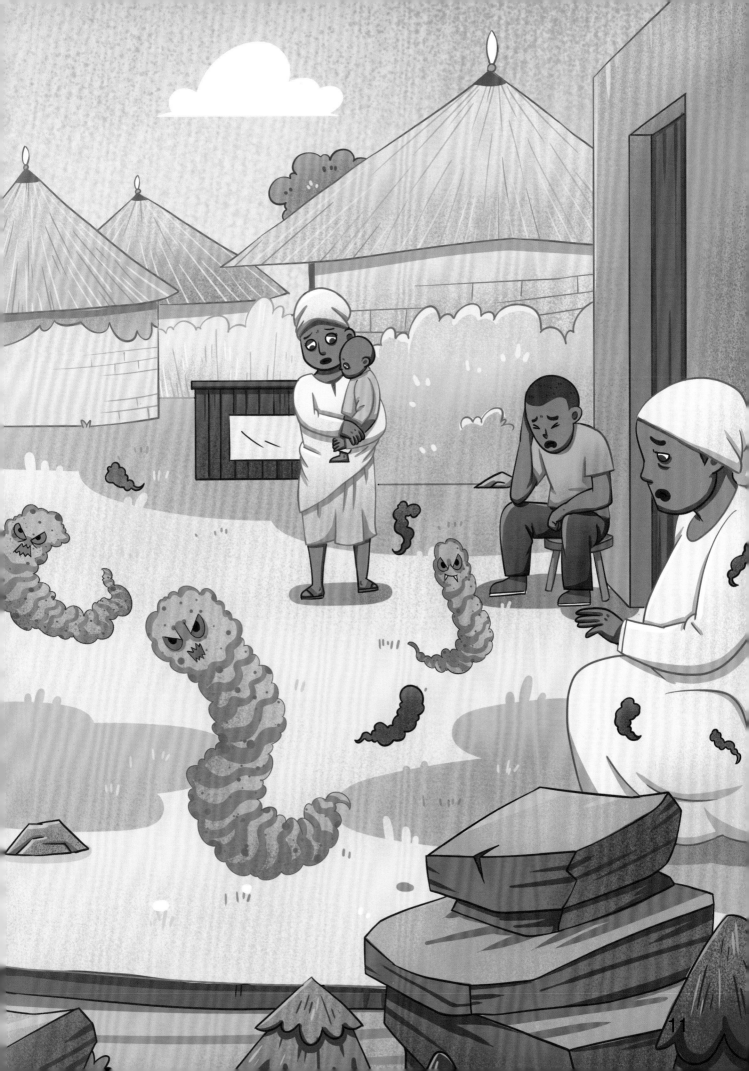

当时，人们对这种病毒几乎一无所知，更不知道它能通过患者的汗液、血液、呕吐物、排泄物等传染给身边的人，还能在人体内潜伏 1~21 天，导致患者出现发热、呕吐、腹泻、头疼、出血等不良反应，甚至失去生命……

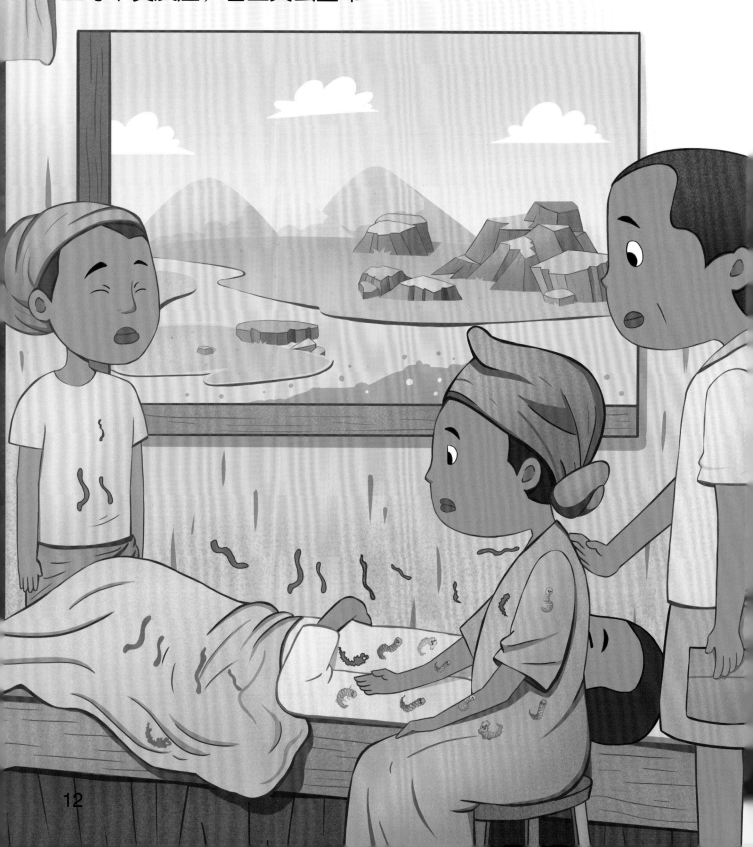

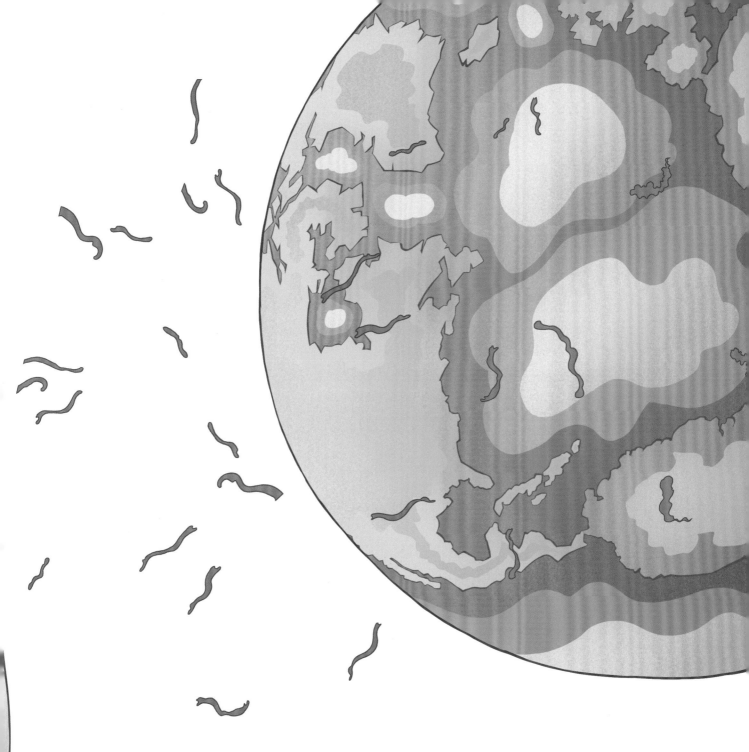

　　一开始，埃博拉疫情只在非洲的某些国家和地区爆发过，但随着人们频繁往返于世界各地，病毒借此开始了"环球之旅"，从而导致在非洲以外的地方也出现了意外的感染者。

　　虽然这种狡猾的病毒隐藏得很深，但它还是被人类发现了。人类将它命名为"埃博拉病毒"。

埃博拉病毒是一种烈性传染病病毒，也是自然界中最可怕的超级病毒之一。

　　在显微镜下，它看起来很像中国古代的一种工艺品——如意。但"如意"象征的是吉祥如意，而埃博拉病毒却像恐怖的眼镜蛇一样让人们避之不及。

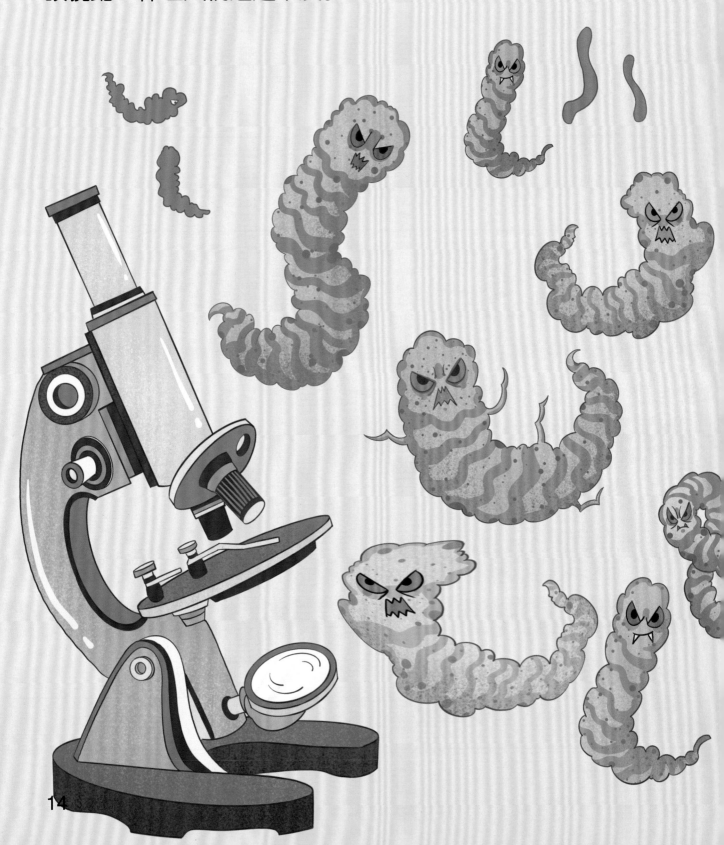

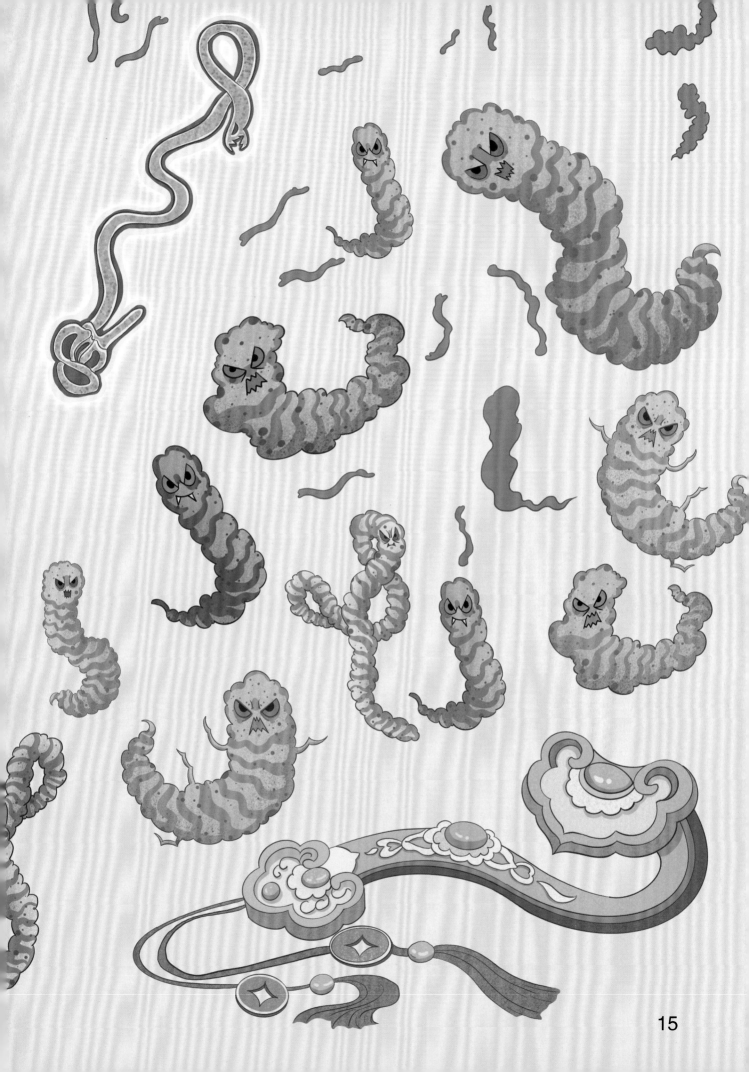

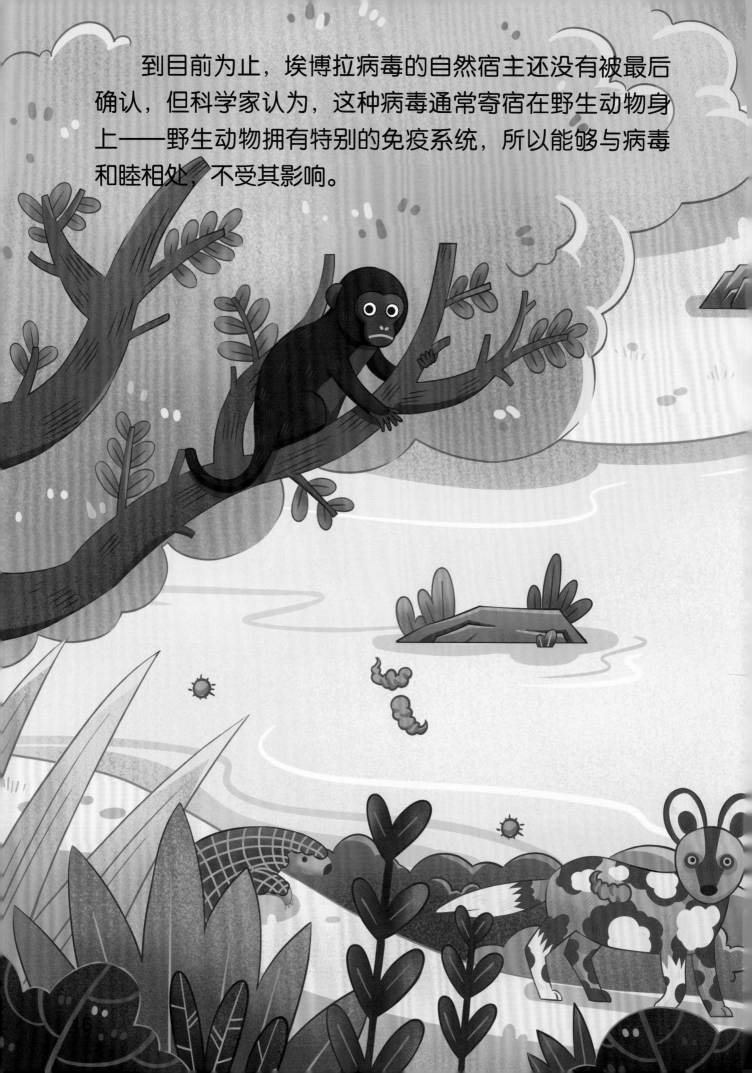

到目前为止，埃博拉病毒的自然宿主还没有被最后确认，但科学家认为，这种病毒通常寄宿在野生动物身上——野生动物拥有特别的免疫系统，所以能够与病毒和睦相处，不受其影响。

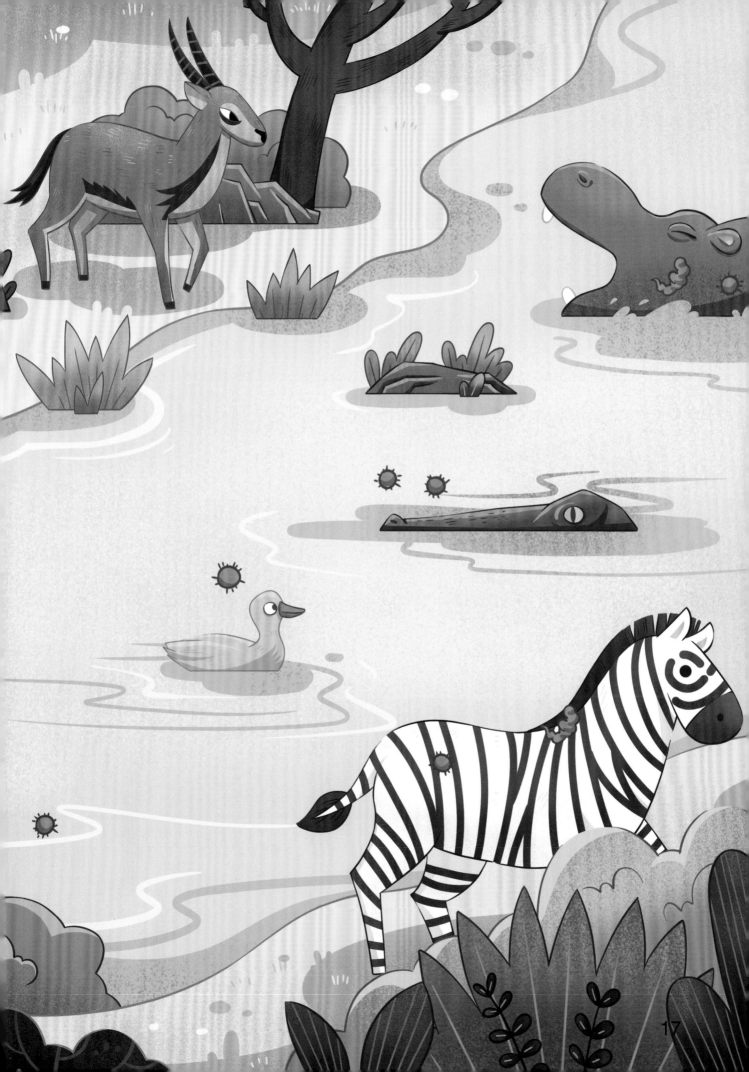

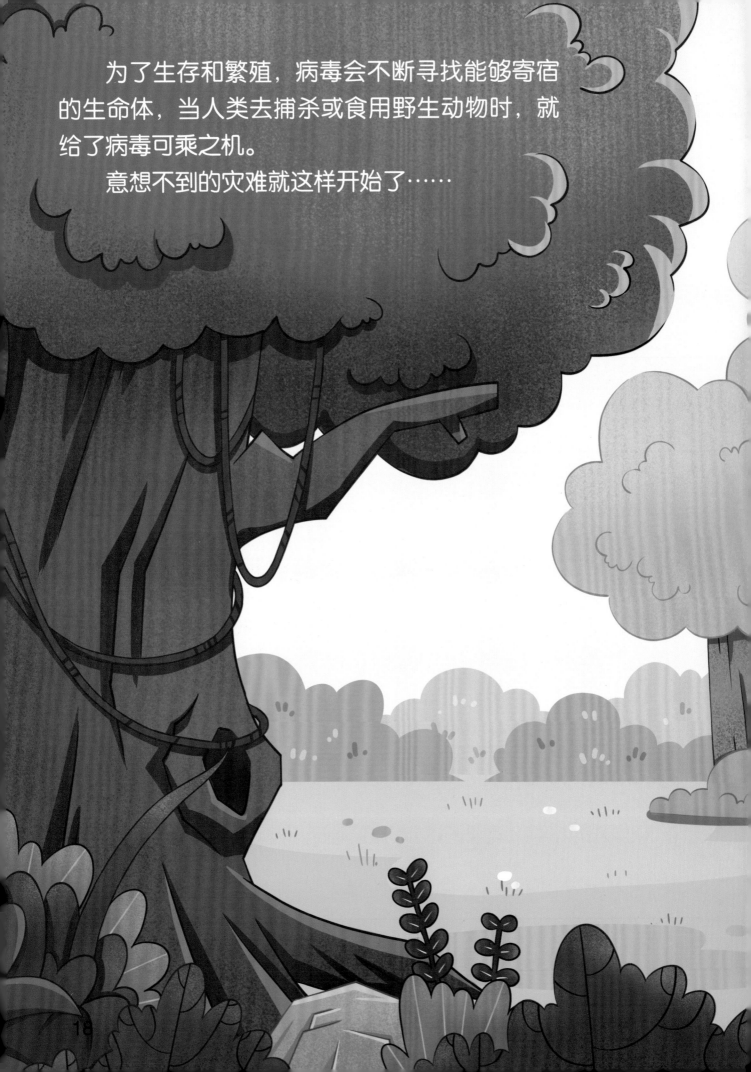

为了生存和繁殖，病毒会不断寻找能够寄宿的生命体，当人类去捕杀或食用野生动物时，就给了病毒可乘之机。

意想不到的灾难就这样开始了……

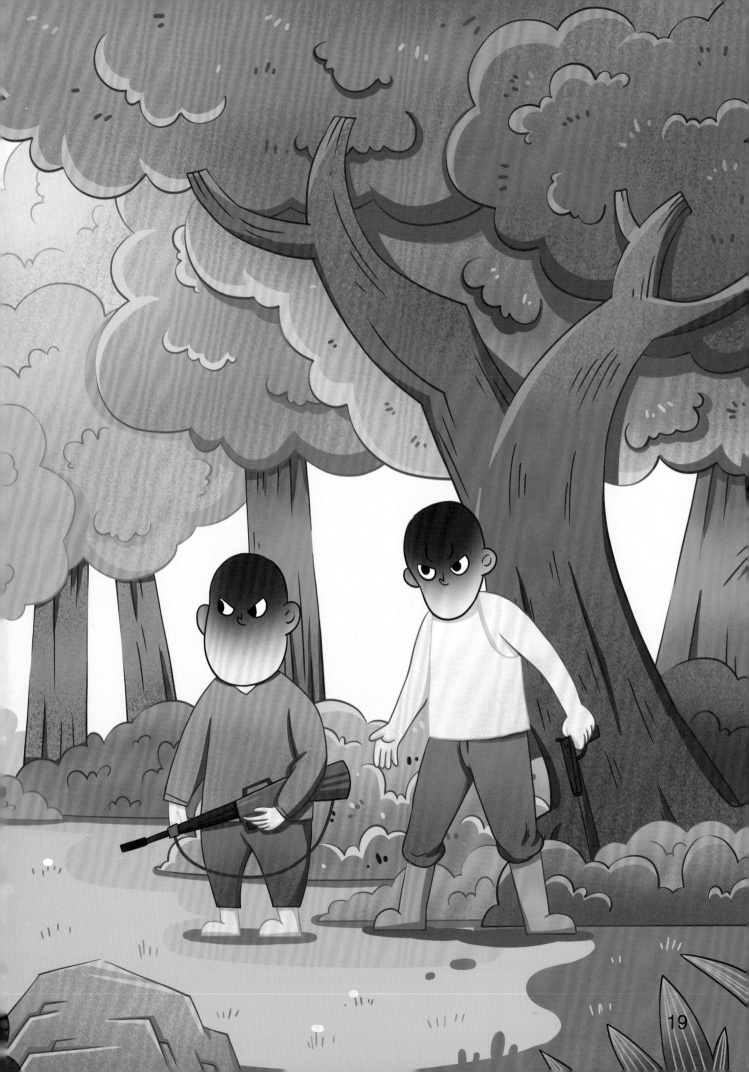

在与埃博拉病毒的长期"战斗"中，人类不断总结经验，想出了许多对抗它的办法，并逐渐占据上风。

现在，虽然埃博拉病毒还在地球上游走，但人类已经不害怕它了，前提是必须严格做好以下几个方面——

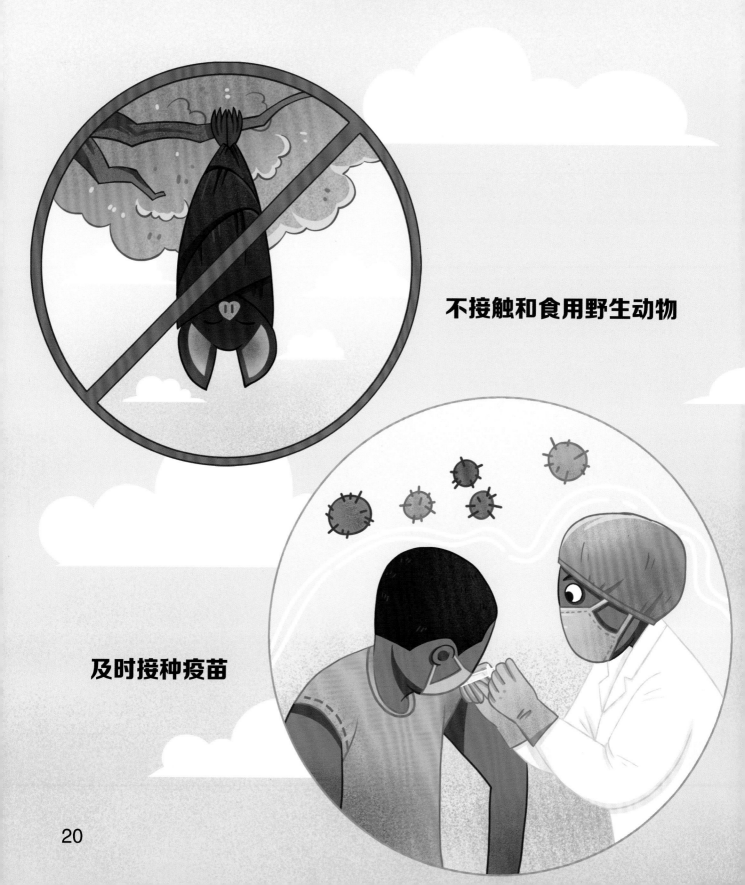

**不接触和食用野生动物**

**及时接种疫苗**

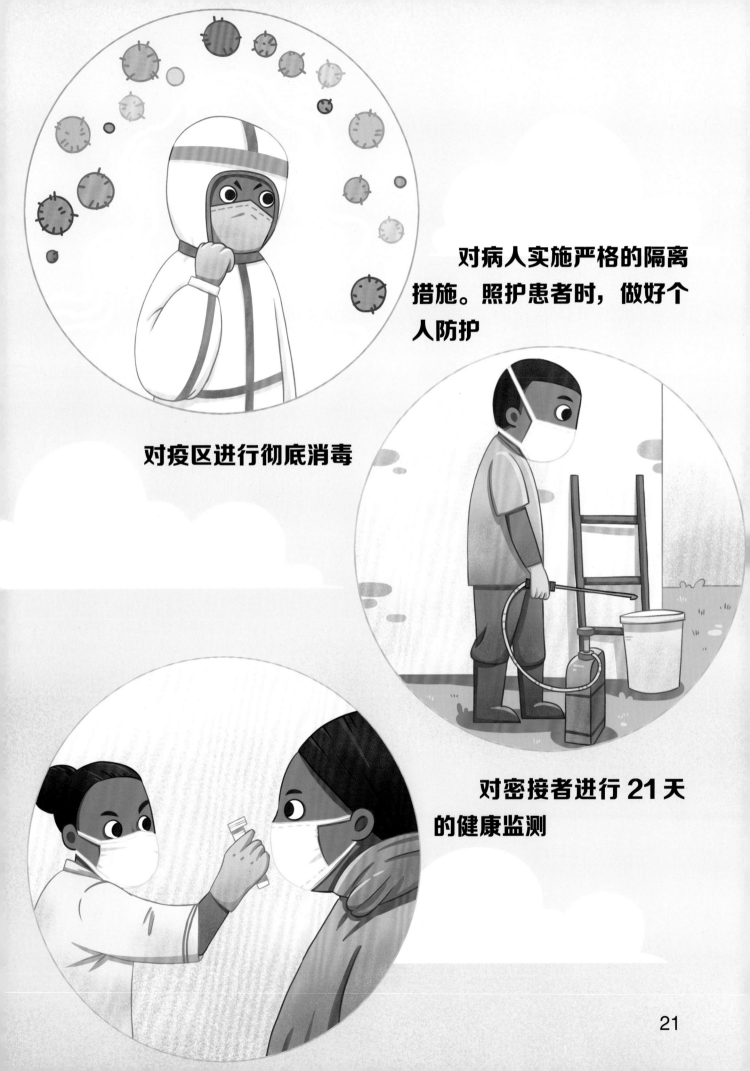

对病人实施严格的隔离措施。照护患者时，做好个人防护

对疫区进行彻底消毒

对密接者进行 21 天的健康监测

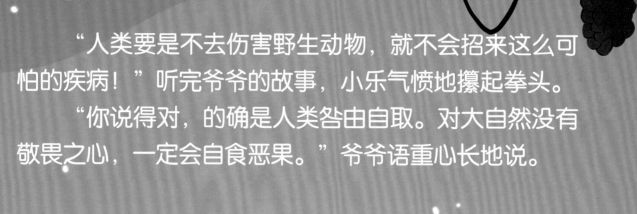

　　"人类要是不去伤害野生动物，就不会招来这么可怕的疾病！"听完爷爷的故事，小乐气愤地攥起拳头。

　　"你说得对，的确是人类咎由自取。对大自然没有敬畏之心，一定会自食恶果。"爷爷语重心长地说。

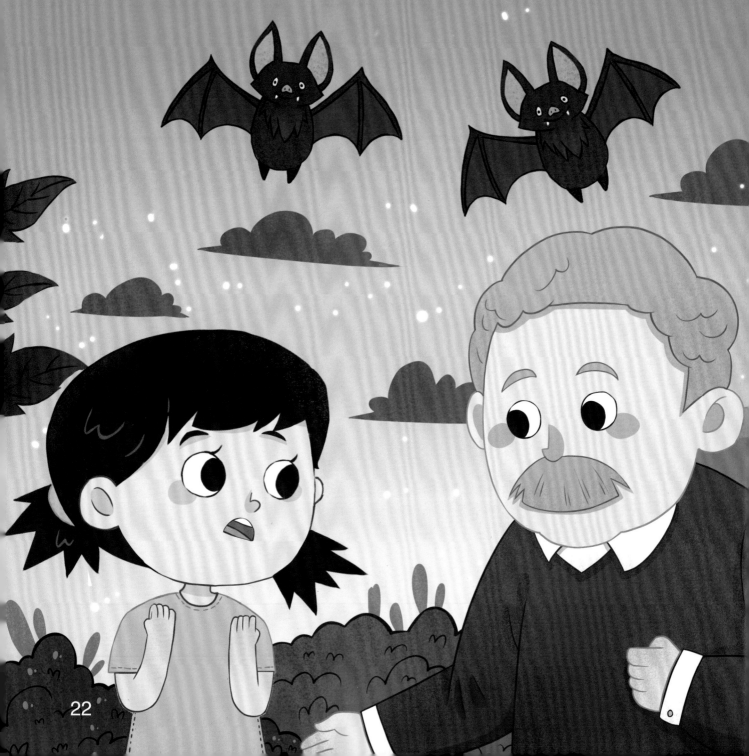

第二天上幼儿园，小乐将埃博拉病毒的故事讲给了小伙伴们听。大家都非常同情那些无辜被滥杀的野生动物，并纷纷表示要为保护大自然和生态环境贡献自己小小的力量！

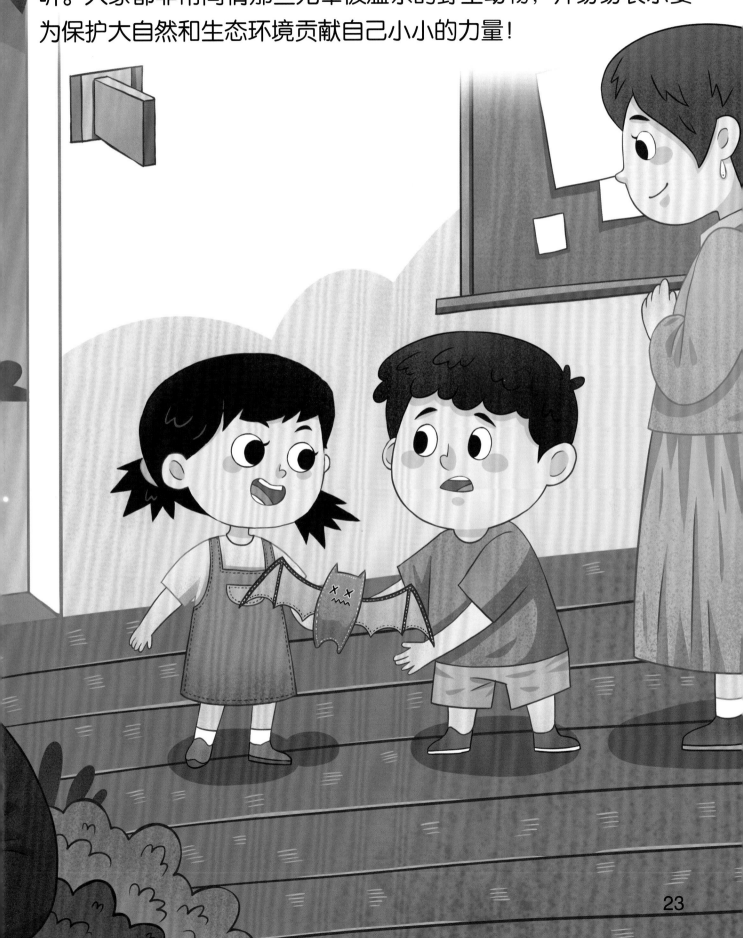

人类肆意破坏生态环境所带来的恶果不仅仅只有病毒。

全球持续变暖，冰川融化，海平面上升……很多动物失去了栖息的家园，许多物种濒临灭绝；森林在消失，水资源被严重污染，雾霾天气频繁出现……

我们的地球生病了。

值得庆幸的是，越来越多的人意识到环境问题的重要性，正在努力想办法弥补，帮助地球恢复健康。

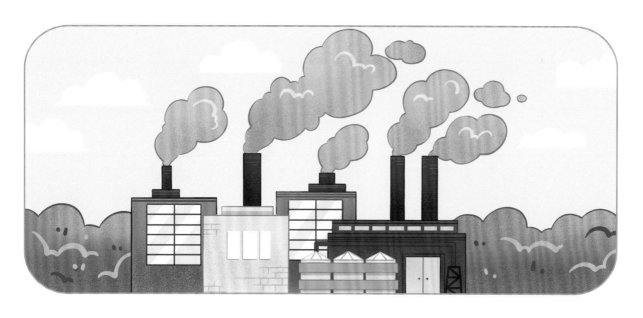

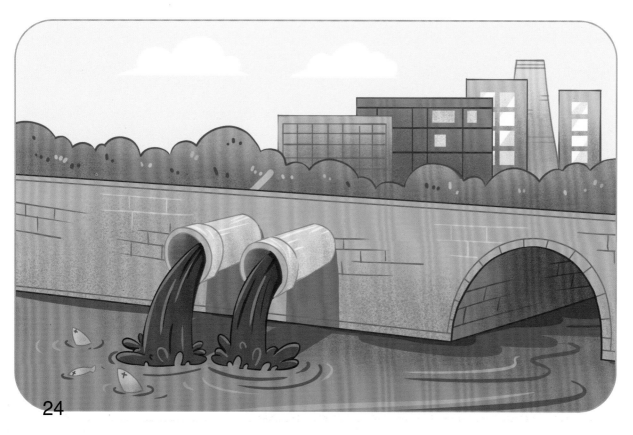

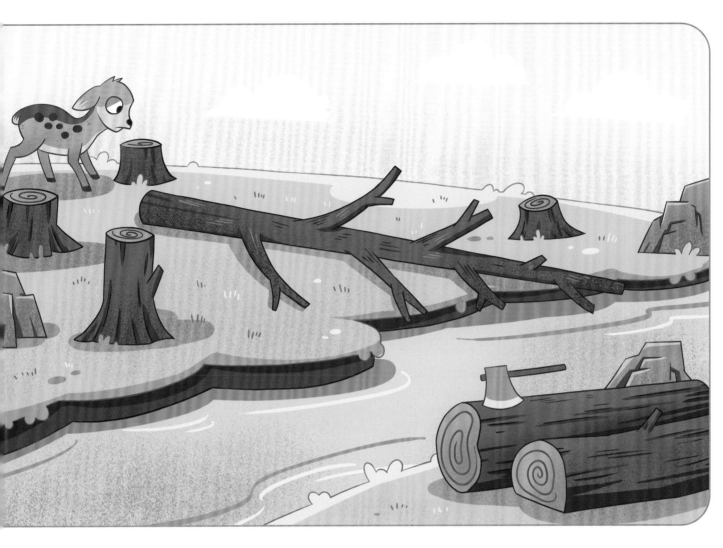

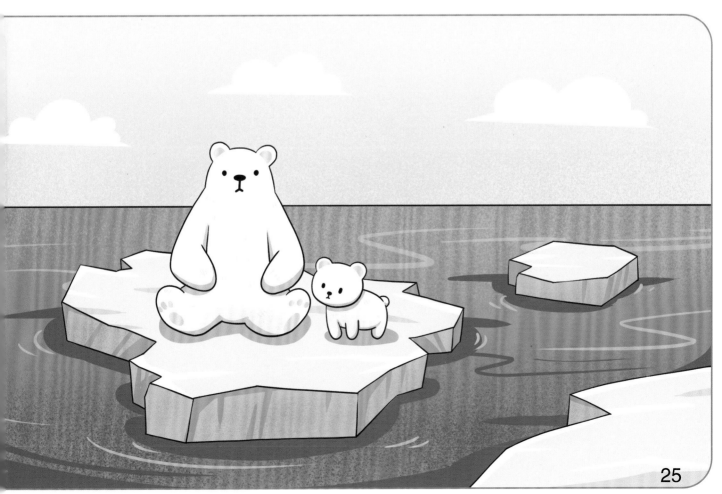

美术课上，小乐和小伙伴们拿起画笔，描绘出了美好的心愿。

只要大家齐心协力，这些心愿一定都会实现！

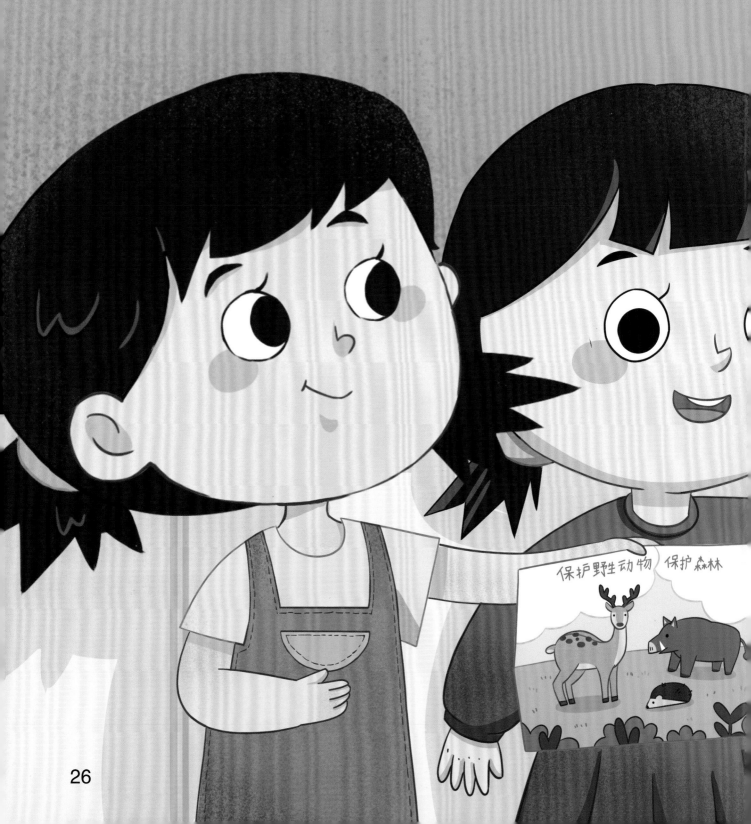

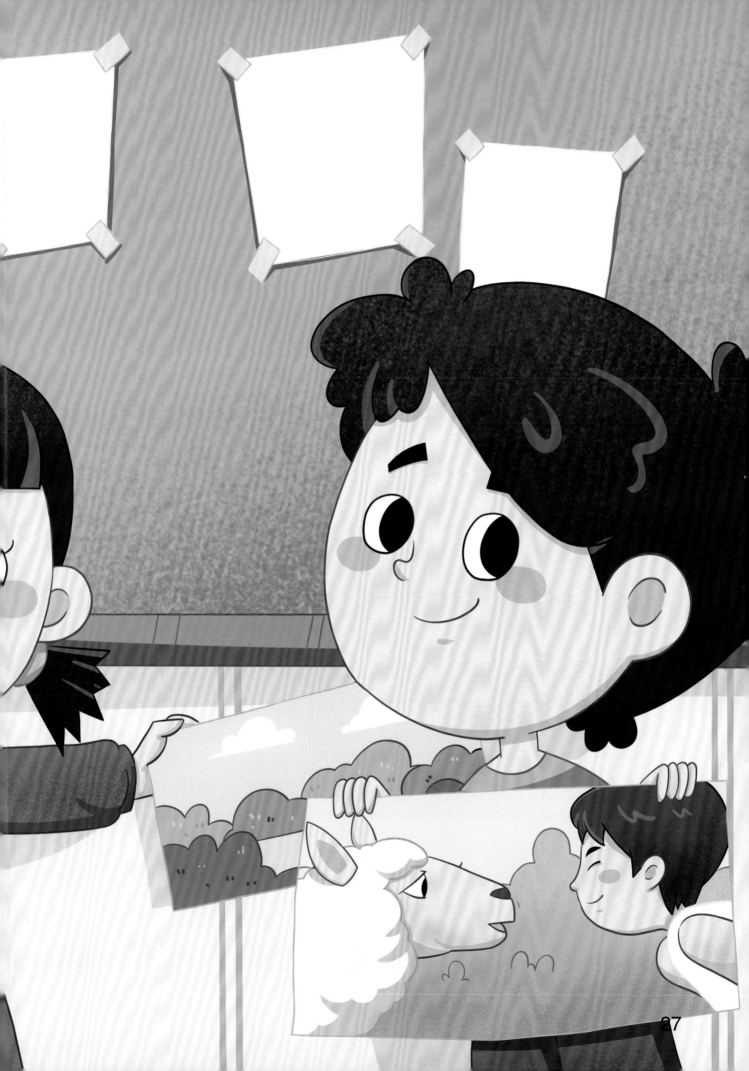

责任编辑　瞿昌林
责任校对　高余朵
责任印制　汪立峰

项目策划　北视国

**图书在版编目（CIP）数据**

超级病毒大作战 / 刘宝恒编著 . — 杭州 : 浙江摄
影出版社，2023.1
　（病毒防护我能行）
　ISBN 978-7-5514-4197-1

　Ⅰ . ①超… Ⅱ . ①刘… Ⅲ . ①病毒病－防治－儿童读
物 Ⅳ . ① R511-49

中国版本图书馆 CIP 数据核字（2022）第 193893 号

CHAOJIBINGDU DA ZUOZHAN
# 超级病毒大作战
## （病毒防护我能行）

刘宝恒　编著

全国百佳图书出版单位
浙江摄影出版社出版发行
　　地址：杭州市体育场路 347 号
　　邮编：310006
　　电话：0571-85151082
　　网址：www. photo. zjcb. com
制版：北京北视国文化传媒有限公司
印刷：唐山富达印务有限公司
开本：889mm×1194mm　1/16
印张：2
2023 年 1 月第 1 版　　2023 年 1 月第 1 次印刷
ISBN 978-7-5514-4197-1
定价：39. 80 元